FÉCONDATION ARTIFICIELLE

DE

LA FEMME

PAR

LE DOCTEUR LOUIS GERMAN

MARSEILLE

TYPOGRAPHIE ET LITHOGRAPHIE BARLATIER-FEISSAT

RUE VENTURE, 19

—

1885

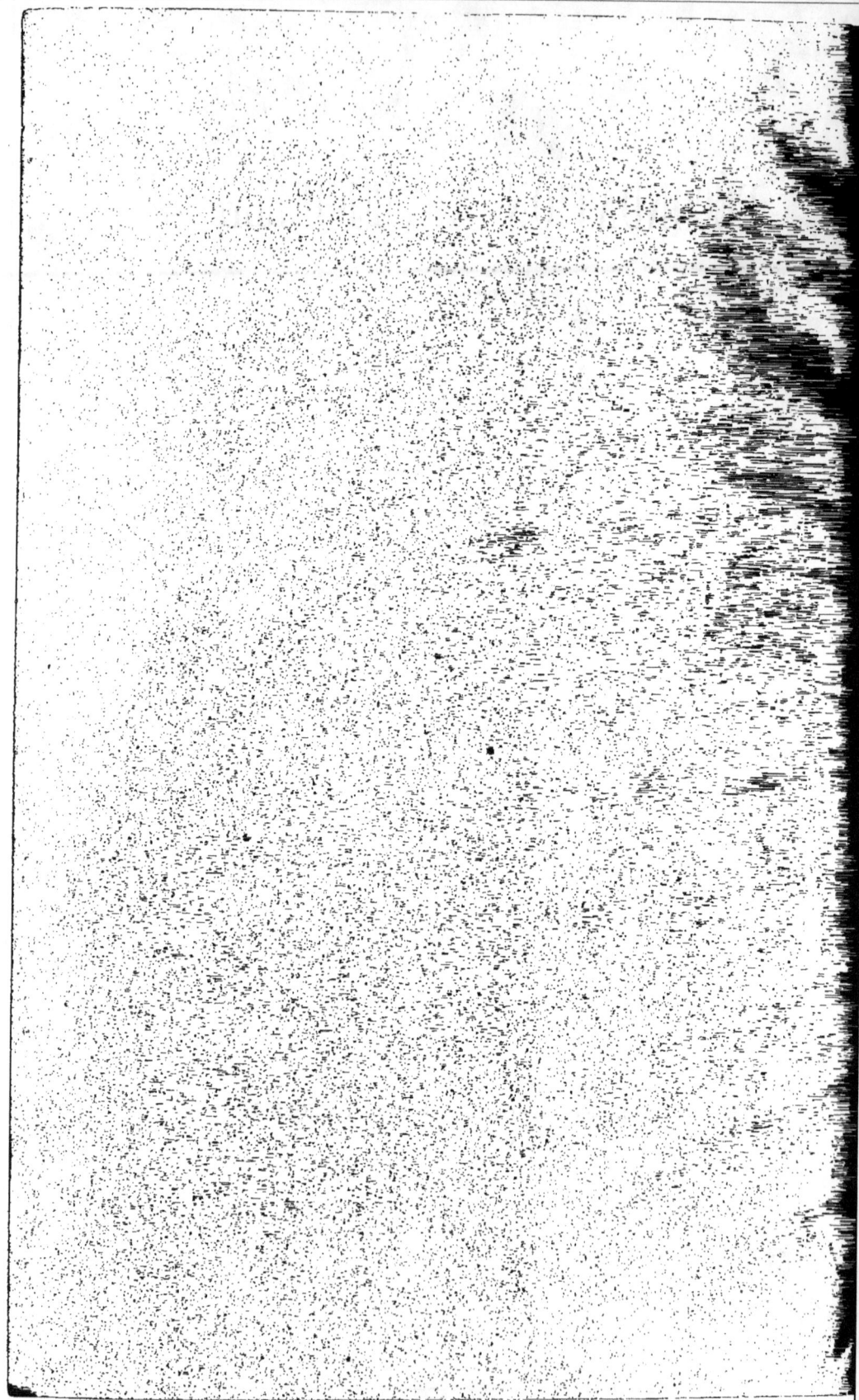

FÉCONDATION ARTIFICIELLE

DE

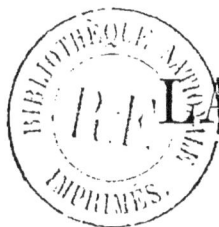

LA FEMME

PAR

LE DOCTEUR LOUIS GERMAN

MARSEILLE

TYPOGRAPHIE ET LITHOGRAPHIE BARLATIER-FEISSAT

RUE VENTURE, 19

—

1885

FÉCONDATION ARTIFICIELLE

DE LA FEMME

En donnant ce titre à notre étude sur la stérilité, nous avons voulu mettre en lumière et faire ressortir la valeur de la fécondation artificielle comme moyen curatif dans un grand nombre de cas de stérilité. Certainement notre expérience personnelle est encore insuffisante pour traiter cette question avec la compétence et l'autorité désirables : mais les gynécologues éminents qui auraient pu le faire dans ces conditions et imposer au corps médical par le poids de leur valeur scientifique et professionnelle, en ont à peine parlé. Ils se sont contentés de l'expérimenter, de réussir avec elle, sans oser ou daigner la produire au grand jour. Il semble que c'est une chose à laquelle on ne peut toucher sans qu'il en reste quelque chose aux doigts. Pour nous, plein de confiance dans la valeur curative de la fécondation artificielle, croyant à son importance et à son avenir, quand elle sera appliquée à des expériences ultérieures de croisements dans la série animale, nous n'avons pas les mêmes scrupules. Fort d'ailleurs de nos intentions, nous voudrions attirer sur cette pratique, sinon nouvelle, du moins trop peu répandue, l'attention et la faveur qu'elle mérite, honni soit qui mal y pense !

Que si on invoquait, comme motif d'abstention, des raisons tirées de l'état actuel de nos mœurs, ou des scrupules religieux qui s'opposeraient à l'intervention médicale, dans l'opération mystérieuse de la fécondation, comme, un moment, on a imputé à crime d'empêcher, par l'anesthésie, la femme d'enfanter dans la douleur, nous répondrions qu'aujourd'hui, sans doute, les ministres de la religion, mieux inspirés par une plus large et plus saine appréciation des droits et des devoirs de la science, approuveraient plutôt une méthode médicale qui prête ses conseils et son concours à l'observation du précepte de l'Evangile : Croissez et multipliez.

PREMIÈRE PARTIE.

ÉTAT STATIONNAIRE DE LA POPULATION EN FRANCE.

Pendant que les nations voisines nous donnent le spectacle d'une puissance prolifique toujours croissante, notre population reste stationnaire ou diminue. Cet état de choses tient autant et plus à des vices d'organisation sociale qu'à des anomalies de conformation congénitales ou acquises, particulières à l'homme ou à la femme.

Les causes de dépopulation sont donc d'ordre social ou d'ordre pathologique.

Un mot des premières :

Causes sociales. — « Les unions illégales produisent moins d'enfants, plus de nouveau-nés, et plus de mortalité parmi les vivants que les unions légitimes; les rapprochements trop précoces donnent lieu aux mêmes résultats. Toutes les habitudes qui énervent diminuent le nombre des conceptions; l'ivrognerie affaiblit la faculté de procréation et dénature en quelque sorte ses produits; chez les femmes elle est une cause d'avortement. Toutefois, la diminution de la fécondité peut être un effet calculé des habitudes d'ordre et de prévoyance. Dans les classes supérieures de la société, les mariages produisent moins parce que les parents songent à perpétuer dans les familles certaines conditions d'aisance, d'éducation et de prééminence sociale. » (M. LÉVY).

Défaut d'expansion de la race. — Le climat tempéré, la richesse du sol, notre position centrale dans l'Europe, nous retiennent chez nous où nous pouvons vivre avec facilité, tant que la population ne dépasse pas une certaine limite ; mais, le champ, qui suffisait au chef de la famille, ne pourra plus subvenir à l'entretien d'une progéniture nombreuse. Or, nous ne savons pas nous expatrier, ni envoyer nos enfants au loin. Nous faisons des conquêtes coûteuses, nous nous constituons les pionniers de riches pays que nous arrosons de notre sang, nous ébauchons à peine leur colonisation et nous en restons là, nous reposant sur nos lauriers, laissant aux autres peuples l'exploitation coloniale, c'est-à-dire le bénéfice de l'entreprise. Sans sortir de chez nous, nous voyons, dans certains départements du Sud-Est, l'élément italien, s'infiltrant doucement, se substituer petit à petit à l'élément français : si bien que, dans cette région, les possesseurs du sol, dans cinquante ans, seront, en grande partie, d'anciens travailleurs piémontais. Quand nos marins ou nos soldats ont doté la France d'une conquête nouvelle, les éléments nous manquent pour faire fructifier l'œuvre accomplie par eux. Nous ne savons y mettre que des fonctionnaires ; le colon, le négociant, l'industriel, nous font défaut, alors que l'élément civil devrait entrer en scène et donner à l'entreprise tout son développement. Notre système d'éducation nous prépare mal à ce rôle utile, à cette action complémentaire d'une conquête. Les programmes des études surchargés, les épreuves des examens mal distribuées, ne sont pas la garantie d'une solide instruction chez nos jeunes gens. Avant qu'elle quittât le lycée, il faudrait à la jeunesse une sorte d'école d'application dont elle pût sortir bien armée et bien préparée au combat pour l'existence. Il n'en est pas ainsi.

Bachelier, ou fruit sec, le lycéen sortant de sa prison, muni de notions superficielles sur tout, mais ne sachant rien à fond, va grossir le nombre des aspirants surnuméraires des diverses administrations ; il encombre les voies qui lui sont ouvertes de par son diplôme, les écoles et les diverses facultés de l'Etat, si la famille peut continuer la subvention annuelle. Les carrières libérales sont engorgées ; le jeune avocat, ou le

médecin en herbe, étouffe dans la foule des concurrents; il
ne peut percer et il faut vivre pourtant. Alors, ne sachant que
devenir, ne pouvant attendre, le débutant se fera homme de
lettres, journaliste, politicien, un déclassé, un parasite. Pendant ce temps, l'Anglais, le Hollandais, l'Allemand, sachant les
langues étrangères, la géographie commerciale, les sciences
usuelles et appliquées, qu'on a eu soin de mettre à la portée
de toutes les intelligences, seront dispos pour tout faire. Ils
iront en Chine, au Japon, en Australie et, à vingt ans, se
seront créé une situation confortable et pleine de promesses
pour l'avenir. Qu'irions nous faire dehors, quand nous lais-
sons à l'industrie étrangère l'exploitation de nos richesses
nationales? Un chimiste français parvient à isoler l'alu-
minium; le minerai gît en abondance considérable dans le
Var. Eh bien! il est porté à Marseille par voie ferrée, là,
transbordé pour Liverpool et l'Allemagne, quelquefois même
pour la Russie. Où sont nos usines à nous, pour cette exploitation? Une à Belfort, je crois! Et cela pendant que le
pays de gisement du minerai est ravagé, ruiné par le phyl-
loxéra.

Limitation volontaire de la famille. — En l'état, le chef
de famille ne pouvant, par le vice de notre éducation, entre-
tenir une famille nombreuse, prend l'habitude de la limiter
volontairement; il s'en tient au strict nécessaire. Si l'enfant
unique meurt adolescent, il ne reste rien.

Voilà le mal et la cause principale de la dépopulation en
France : la limitation volontaire de la famille, à laquelle nous
joindrons l'institution de couvents d'hommes et de femmes, cause encore toute sociale du même résultat final. « Non
seulement, les membres des congrégations ne concourent pas
à la reproduction de l'espèce, mais ils augmentent les chances de diminution de la race : car, le célibat leur est funeste
et plus encore aux femmes qu'aux hommes; on découvre
plus de maladies et d'existences languissantes dans les couvents de ces dernières. Là fécondation et la grossesse forti-
fient beaucoup de femmes; et qui n'a remarqué la santé flo-
rissante des femmes, mères de nombreux enfants, tandis que
la stérilité dessèche et flétrit! (M. Lévy, *Hygiène*).

Le remède à apporter à ce mal, d'ordre tout moral ou social, n'est pas de notre ressort; mais ce que nous pouvons faire c'est de combattre et de supprimer, autant que possible, les causes involontaires, d'ordre physique ou pathologique, d'improduction.

Il est des ménages qui, malgré leur meilleure volonté, ne peuvent pas avoir d'enfants; il est d'autres unions qui, un moment fertiles, voient s'arrêter, avant le temps, leur aptitude à la procréation; c'est là qu'une intervention médicale sérieuse et raisonnée pourra être de la plus grande utilité.

Procréation tardive. — Et d'abord que les époux, paraissant d'ailleurs bien constitués, qui n'ont pas d'enfants après quelques années de mariage, ne se découragent pas. Appelé par une famille, que je ne connaissais pas avant ce jour, auprès d'une femme encore jeune, qui se croyait malade, je fus très rassurant et me prononçai pour une grossesse. Jamais déclaration ne fut accueillie par un semblable accès d'hilarité; j'en fus étourdi. Pour l'expliquer, la femme me dit alors qu'elle avait douze ans de mariage jusque là improductif. Je renouvelai mon examen, qui avait été peut-être un peu sommaire, et, sûr de mon fait, cette fois, je confirmai mon diagnostic. Quelques mois après, deux enfants mortnés me donnaient raison. L'an suivant, nouvelle grossesse gémellaire; les garçons doivent avoir une quinzaine d'années. Les cas de procréation tardive ne sont pas rares et peuvent tenir à bien des causes : à une évolution trop lente des organes, à la résolution de certains engorgements, à la résorption d'adhérences qui gênaient le jeu des parties, etc., etc. L'inaptitude apparente des époux à la procréation peut donc n'être que temporaire et cesser soit naturellement, soit à la suite d'une intervention médicale; toutes choses dont nous nous rendrons compte quand nous aurons jeté un rapide coup d'œil sur la fonction de la génération dans l'espèce humaine, les conditions dans lesquelles elle est possible, et sans lesquelles elle ne peut s'exercer.

Coup d'œil d'ensemble sur la génération. — La stérilité est l'inaptitude à faire des enfants: « Pour l'accomplissement de la reproduction, il faut le concours des deux sexes. Le rôle de l'homme se borne à la fécondation ; cet acte consommé, il recommence à vivre pour lui-même et jouit d'une plus grande indépendance dans la sphère de sa vie individuelle. La femme, au contraire, vit pour l'espèce plus que pour elle-même ; la série des fonctions qui lui sont imposées pour les fins de la propagation humaine témoigne de cette direction primordiale de son organisation. L'œuvre dont elle est chargée ne se termine point à la copulation, à la fécondation ; il faut ensuite qu'elle fasse les frais d'une incubation prolongée, de la parturition et de l'allaitement et pour qu'elle s'applique en temps opportun à sa mission, la nature l'avertit par l'établissement d'une fonction spéciale, la menstruation, de son aptitude à la remplir. (Béclard, *Physiol.*) L'organe femelle produisant un œuf, l'organe mâle fournissant un liquide fécondateur à cet œuf et lui communiquant le pouvoir de se développer, voilà le principe fondamental de la génération. Tantôt la fécondation se fait en dehors de la femelle, comme chez les poissons, tantôt au dedans d'elle. Et ici deux cas se présentent : L'œuf fécondé est expulsé, comme chez les oiseaux, et parcourt, au dehors, les diverses phases de son développement ; ou bien il est retenu, après l'imprégnation par la semence du mâle, et jusqu'à la fin de son évolution, dans une cavité ou matrice qui ne le laisse sortir que vivant, vivipares. — L'homme naît de l'œuf qui est formé dans l'ovaire de la femme, et qui s'en détache à certaines époques. Cette ponte correspond au travail de la menstruation, qui se fait à intervalles réguliers. L'œuf peut se perdre et disparaître dans les mucosités qui baignent les parties génitales avant de rencontrer la semence, alors il n'y a pas grossesse ; ou bien il peut se trouver en contact avec le liquide introduit par l'homme dans l'intérieur des organes génitaux de la femme et, dans ce cas, il peut être fécondé, se fixer et se développer dans l'utérus. L'ovaire est l'organe générateur de la femme, comme l'est, chez l'homme, le testicule, son similaire. L'un et l'autre sont les instruments de la germination ; ce sont eux qui produisent les deux semences, mâle et femelle, dont le concours est nécessaire, indispensable à la procréation.

Il se développe, dans toute l'épaisseur de l'ovaire, des cavités ou vésicules de Graaf, contenant chacune un ovule ou œuf. A chaque époque menstruelle, l'œuf se détache de l'ovaire, est reçu par le pavillon de la trompe, à travers laquelle il chemine lentement, pour arriver à la cavité utérine. Sans doute cette lenteur de progression a pour but de multiplier les chances de contact de l'ovule avec le sperme, c'est-à-dire les chances de fécondation. Le contact du sperme avec l'ovaire n'est pas nécessaire à la rupture de la vésicule de Graaf, c'est-à-dire à la ponte mensuelle qui se fait, en effet, aussi bien chez la vierge que chez la femme qui a subi les approches de l'homme; mais, il est présumable que l'accouplement n'est pas sans influence sur la rupture plus précoce de ces vésicules. Dans l'espèce humaine, la période menstruelle, comme le rut chez les animaux, est l'époque correspondant à la mâturation et à la rupture des vésicules de Graaf. Chez la femme, une seule vésicule de Graaf arrive généralement à maturité, dans le même temps, et laisse échapper un ovule dans le pavillon de la trompe. Les grossesses multiples sont dues à la rupture simultanée de deux ou de plusieurs vésicules à la fois (1). Amené dans la cavité utérine, l'œuf s'y loge et s'y développe jusqu'au neuvième mois, époque à laquelle il est expulsé pour vivre de la vie extérieure.

Voilà bien l'œuf, issu de la vésicule de Graaf, dans l'ovaire de la femme, poursuivant son chemin à travers les trompes, qui l'ont reçu, et arrivé dans l'utérus, où il doit terminer son évolution, s'il est fécondé. C'est dans le cours de cette migration que le concours du mâle intervient pour que le germe se développe et se transforme en un être nouveau.

Le testicule de l'homme secrète la liqueur fécondante, comme l'ovaire produit l'ovule destiné à être fécondé; l'un

(1) On voit par là que l'homme n'est pour rien dans la production des grossesses gémellaires.

et l'autre sont indispensables pour la reproduction. Le liquide fécondant produit par les testicules ou sperme (σπερμα- semence), est composé :

Eau.............................. 90
Spermatine...................... 6
Phosphates calcaires ou autres sels. 3
Soude 1
                              ——
                              100

L'élément principal du sperme est la spermatine, matière organique présentant beaucoup d'analogie avec les matières albuminoïdes et ne se trouvant que dans la semence de l'homme pubère. Quand il est éjaculé, le sperme se trouve mélangé avec divers produits de sécrétion, tels que le liquide prostatique, celui des glandes de Cooper et le mucus urétral. A l'état frais et examiné au microscope, il présente une foule de petits filaments qui se meuvent dans le liquide avec viva- cité ; ces filaments sont connus sous les noms divers de ani- malcules spermatiques, spermato-zoaires, spermatozoïdes, zoospermes, que l'on emploie à peu près indifféremment. On trouve encore dans le sperme des globules ou cellules sper- matique qui ne représentent que les premières phases de développement des filaments spermatiques ; c'est pour cette raison qu'on en rencontre un grand nombre dans le liquide pris dans les canaux séminifères et peu dans le sperme éja- culé, parce qu'au moment de l'éjaculation ces cellules ont eu le temps de se développer et de se transformer en zoospermes. C'est pour la même raison que ces derniers, nombreux à l'émission du sperme, sont en nombre très réduit dans les canaux séminifères.

Les spermatozoïdes de l'homme sont formés par une partie renflée, ovoïde, un peu aplatie, que l'on appelle tête, d'envi- ron $0^m,005$ de largeur dans son diamètre longitudinal, et par un appendice filiforme, appelé queue, et mesurant jusqu'à $0^{mm},1$. Ajoutons que les spermatozoïdes perdent leurs mouve- ments sous l'influence du froid, d'une température élevée, des acides, des alcalins, de certaines qualités (alcalinité ou acidité) du mucus vaginal, ou, enfin, quand le sperme est étendu d'eau ; toutes circonstances dont il faudra tenir compte dans la recherche des causes de stérilité et dans l'opération de la fécondation artificielle. Les animaux ne présentent des spermatozoaires dans le liquide séminal qu'à l'époque du rut ; l'homme adulte qui peut féconder la femme en toute saison, en présente constamment. Il est donc évident que dans une union stérile, si on ne trouve pas d'animaux spermatiques dans le sperme de l'homme, examiné au microscope, c'est à lui qu'on peut attribuer la stérilité, la femme présentant, d'ailleurs, toutes les conditions d'aptitude à la fécondité. C'est dans la proportion de un dixième seulement que l'homme se trouve entaché de cette inaptitude à la propagation de l'espèce.

Copulation. — Après avoir jeté un rapide coup d'œil sur les organes de la germination dans les deux sexes, indiquons sommairement dans quelles conditions l'œuf et le fluide spermatique sont mis en rapport pour que la fécondation puisse s'opérer.

L'approche de l'homme et de la femme constitue l'acte de la copulation ou coït. A cet effet, l'homme est pourvu d'un organe spécial, la verge ou pénis, muni d'un appareil d'érection qui lui donne la consistance, la raideur suffisante pour franchir l'obstacle de la vulve, pénétrer dans le canal membraneux, ou *vagin*, qui la continue, et lancer par jets saccadés la liqueur fécondante en face de l'ouverture utérine. Aspiré, pour ainsi dire, par cet orifice, pendant l'état d'éréthisme qui accompagne l'accouplement, le sperme chemine lentement à travers l'utérus et les trompes, et va à la rencontre de l'ovule, qu'il féconde généralement vers la partie moyenne des trompes utérines. Comment se fait cette fécondation ? On l'ignore : le résultat seul est connu. Des physiologistes ont émis l'opinion que l'animalcule spermatique ne remplirait là qu'un rôle auxiliaire, en qualité d'aliment de l'ovule ; il ne saurait en être ainsi, attendu que le nouvel être reproduit indifféremment les qualités physiques et morales du père et de la mère. D'autres ont prétendu que le spermatozoïde représentait le nouvel être en miniature, que c'était l'*homun-*

culus. Mais comment expliquer alors que les spermatozoïdes que l'on a surpris s'appliquant sur l'œuf, ou pénétrant même dans sa cavité, se résolvent les uns et les autres en cellules et disparaissent dans une évolution rétrograde commune à ceux qui se sont insinués dans l'ovule même et à ceux qui sont restés en dehors ?

En un mot, la science n'a pas encore pénétré le mystère de la fécondation ; on constate seulement qu'elle résulte de la rencontre des deux semences, et de l'action encore inconnue qu'elles exercent l'une sur l'autre : L'ovule est rencontré, enveloppé, pénétré par le zoosperme et la femme a conçu.

Nous avons esquissé à grands traits les conditions générales normales, dans lesquelles le travail de la fécondation peut aboutir ; passant de la spéculation à la pratique, nous devons maintenant examiner les anomalies d'organisation tératologiques, pathologiques ou physiologiques, acquises ou congénitales, que présentent les individus incapables de procréer. Voulant faire œuvre de médecin, c'est-à-dire annuler ou corriger, dans la limite du possible, ces conditions mauvaises, nous passerons en revue les diverses causes de stérilité en indiquant, au fur et à mesure, les moyens d'y rémédier, quand faire se pourra.

Fréquence de la stérilité. — D'après les observations statistiques de Simpson, Sims, Spencer Wells, Courty, les unions stériles sont à celles qui sont fécondes dans la proportion de un huitième, un huitième et demi : Nous avons déjà vu, à propos de la composition du sperme, que l'homme doit être mis hors de cause dans la majorité des cas d'improduction ; une fois sur dix seulement l'incapacité de procréation peut être portée à son passif. L'homme dont le sperme ne contient pas d'animalcules est impropre à la génération. Cette absence de zoosperme peut être temporaire, quand elle est due à une débilitation générale, constitutionnelle, ou amenée par des abus de toutes sortes, surtout par celui d'un coït trop précoce. Une continence relative, l'observation d'une hygiène bien entendue, l'usage de l'hydrothérapie, un traitement reconstituant fait avec persévérance pourront quelquefois lui rendre sa virilité.

DEUXIÈME PARTIE.

Stérilité chez la femme, indication des moyens curatifs.

Quand l'union est improductive, il faut attribuer, le plus souvent, à la femme cette déviation à la loi physiologique. Parmi les causes de stérilité, les unes ne sont que passagères et pourront disparaître à la suite du temps et d'une intervention médicale, qui pourront, l'un et l'autre, produire certaines modifications, comme une évolution plus complète des organes génitaux, ou la résolution de certains engorgements chroniques, changements favorables à une conception. Nous aurons aussi des cas incurables, comme ceux qui tiennent à l'absence des organes mêmes de la fonction. C'est dans la distinction bien fondée des conditions plus ou moins favorables de procréation, ou d'absolue incurabilité, que l'homme de l'art aura à exercer une influence salutaire : utiliser ses connaissances et son expérience dans les premières et arrêter, en face des secondes, des tentatives devant rester infructueuses, ou des pratiques illusoires quand elles ne sont pas nuisibles même.

Dans notre organisation sociale, tout ce qui s'oppose au développement de la femme, à la libre expansion des organes générateurs, peut devenir cause prochaine ou déterminante de stérilité, ou, au moins, diminuer ou contrarier sa capacité de reproduction.

Usage du corset. — L'emploi du corset a eu ses partisans, même chez les hommes, comme ses détracteurs. Il était en usage chez les dames grecques et romaines, sous le nom de sèfodosme, *fasciæ castulæ*, comme aussi les coussinets qui masquaient l'inégalité des épaules et les attelles déprimant le ventre à l'instar du busc actuel. Catherine de Médicis introduisit les corps baleinés. « Une ceinture d'un tissu élastique à grandes dimensions, sans baleines, sans lames métalliques, médiocrement serrée à la base du thorax, peut convenir aux femmes dont les glandes mammaires sont très développées, tandis que nous considérons comme de funestes machines à pression ces corsets cuirassés qui étreignent impitoyablement la poitrine dans leur réseau de fer. » M. LEVY. — *Hygiène.*

« Tant que les femmes n'emploient le corset que pour maintenir les seins à leur place, serrer la taille sans l'étrangler, et pour soutenir les jupes afin de s'habiller décemment, le corset est une chose très-utile ; mais il devient très dangereux dès que, par coquetterie, on s'en sert pour serrer démesurément la base de la poitrine, de façon à empêcher l'action des poumons, à étrangler le foie, qui garde la trace de cette empreinte, à gêner les digestions de l'estomac et à refouler l'intestin en bas, de façon à produire l'abaissement de l'utérus. » BOUCHUT. — *Dict. Méd. chirurgical.*

D'après Beau et Maissiat, l'usage du corset favoriserait la respiration féminine, qui s'effectue par les premières côtes, et surtout par la première, portées en haut et en avant. Malgré ce secours inattendu de la physiologie, il n'en est pas moins reconnu que cet usage est plus souvent nuisible qu'utile à la régularité des diverses fonctions que la femme a à accomplir. La couturière, qui travaille penchée sur son ouvrage, le buste emprisonné dans un corset auquel elle demande un soulagement pour la courbure forcée de sa colonne vertébrale, subit une compression fâcheuse des organes pelviens, pouvant amener des déplacements, des déviations, des habitudes de constipation ; causes d'infécondité, agissant soit par action mécanique de voisinage, soit en occasionnant un défaut de rapport, d'adaptation entre les organes sexuels de l'homme et ceux de la femme.

La jeune fille qui va passer ses journées dans une usine, ne peut se développer comme les filles des champs. Courbée sur un métier et élevée à l'ombre, elle est plus exposée à contracter certains états morbides, tels que la chlorose, la leucorrhée, qui peuvent s'opposer à la fécondation dans certains cas. A mesure que les races sont dans un état de civilisation plus rudimentaire, la reproduction se fait plus aisément et les cas de stérilité se comptent.

Faculté de procréation dans une famille. — Il n'est pas rare de rencontrer des familles où les ascendants ont eu une grande puissance de prolification, et dont les descendants procréent peu ou pas du tout. D'autres fois, dans une même famille, des femmes jouiront d'une étonnante fécondité et les sœurs seront stériles. Il semble, dans ces cas, que la mère, ou une sœur, a, pour ainsi dire, accaparé et épuisé au profit d'un seul, la puissance de fécondation qui était dévolue à la famille entière. Le pourquoi de cette particularité, nous ne le connaissons pas; il y a là un désidératum à satisfaire et des recherches à faire dans ce sens, pour en dégager l'inconnue.

Obésité. — Nous en dirons autant de l'obésité, qui, à notre avis, peut devenir une cause de stérilité, cause curable, d'ailleurs. On a remarqué, en effet, qu'un grand nombre de femmes dont l'embonpoint est très-développé, n'ont pas d'enfants, ou cessent d'en avoir quand, de fluettes qu'elles étaient, elles deviennent rapidement grasses. Selon toute probabilité, le tissu adipeux, qui s'accumule dans la cavité abdominale autour des organes génitaux, apporte une gêne mécanique à la souplesse de jeu, à la facilité de mouvements nécessaires à leur adaptation (pavillon des trompes et ovaires) et, par suite, à la fécondation.

« Il ne faudra pas s'en laisser imposer par les apparences de forces dues à l'obésité, car celle-ci est un véritable état morbide qui se rencontre quelquefois chez les femmes atteintes de maladies utérines et qui, dans tous les cas, a pour résultat de faire tourner au profit de l'individu ce qui semblerait destiné à la propagation de l'espèce. Il ne manque pas de femmes obèses dont la menstruation faible ou irrégulière finit par se suspendre définitivement et dont la stérilité est incurable. » COURTY. — *Malad. de l'utérus.*

Quand une femme, pourvue d'un certain embonpoint, se plaindra de n'avoir pas d'enfants, il faudra la soumettre à un minutieux examen préalable et, si on ne découvre chez elle, aucune autre cause probable de stérilité, on pourra faire

cesser celle-ci par un entraînement et un traitement appropriés (bromure d'ammonium — fucus, etc.), dont tout médecin connaît les détails.

Cas dont il ne faut pas rechercher la guérison. — Le
médecin ne doit pas avoir la prétention de guérir tous les cas
d'infécondité; il en est qui sont d'une incurabilité absolue,
ceux, par exemple, qui proviennent de l'absence des ovaires,
de l'utérus, ou de l'un d'eux seulement, bien que, généralement, l'absence du premier coïncide avec celle du second.

D'autres fois, l'utérus est seulement atrophié; cet état n'est
pas toujours incompatible avec la fécondation. Le médecin
lutterait en vain contre une stérilité provenant de certaines
maladies des trompes, telles que des inflammations ou des
suppurations répétées, ayant occasionné des oblitérations, ou
encore d'un état rudimentaire des oveductes. Ces organes,
par leur situation profonde, sont inaccessibles à toute action
chirugicale. Il ne faudrait pas penser davantage à un cathétérisme des trompes, à supposer qu'il fût possible, dans un cas
d'obstruction ou d'étroitesse de leurs orifices utérins, parce
que le danger de ces tentatives téméraires ne serait pas com-
pensé par les avantages du résultat cherché, en admettant
même que le succès pût être obtenu. Les mêmes réflexions
s'appliqueraient à une opération ayant pour but de créer un
vagin de toutes pièces.

Il sera donc du devoir du médecin de ne rechercher que la
guérison des cas offrant des chances de réussite, en même
temps qu'ils ne présenteront aucun danger pour la vie ou la
santé de la femme. Bien mieux, que le traitement soit externe
ou interne, ou que les deux soient combinés, ce qui arrivera
le plus souvent, l'intervention médicale doit toujours amener
des résultats, des avantages certains, quand même une grossesse ne serait pas obtenue. On tentera, par exemple, la guérison de la stérilité occasionnée par une déviation de l'utérus,
que ce soit par la position, par la réduction, par l'application
de bandages ou, enfin, par la fécondation artificielle; en
admettant que cette dernière n'ait pas réussi, il doit résulter
du traitement non une fatigue, ou une aggravation de son

état pour la malade, mais une amélioration notable dans son état général et local. De cette manière, on pourra procéder ultérieurement à de nouvelles tentatives qui seront peut-être, cette fois, couronnées de succès.

A ce propos, il ne faut pas se dissimuler qu'un traitement de ce genre sera toujours plus ou moins long, et on ne devra pas leurrer les intéressés d'espérances vaines, ou très-prochainement réalisables. Il faut compter, en effet, avec la nature particulière de la fonction spéciale à la femme, fonction essentiellement à répétition, et qui ne permettra pas au médecin d'agir d'une manière continue. Il devra se résigner, au contraire, et ses malades avec lui, à interrompre son traitement à chaque période menstruelle, et à ne le reprendre qu'après un repos suffisant des organes de la menstruation. Agir autrement serait méconnaître les nécessités de la pathologie utérine, les lois de la prudence, et compromettre, par trop de zèle ou d'impatience, le succès de la cure et probablement aussi la santé de la patiente. Mieux vaut encore pour la femme ne pas avoir d'enfants que de risquer sa santé à en faire. Ce que doit rechercher le médecin, je le répète, c'est de rendre la femme féconde de stérile qu'elle était, mais sans risques pour elle ; et même, dans le cas de mécompte, de rendre plus supportables et plus accessibles à une curation, les conditions anormales qui ont produit l'infécondité. De même si l'homme est en cause, le traitement pratiqué sur lui par les reconstituants de toute sorte, le régime, les excitants divers et l'électricité, devront au moins amener, en l'absence d'un résultat complet, une amélioration notable dans son état général.

Indiquer les circonstances normales dans lesquelles se produisent les divers actes composant la fonction de la reproduction, c'est indiquer que l'absence de ces conditions doit avoir pour résultat l'absence de fécondation.

Copulation. — Pour que la conception puisse se produire, la première condition est que le rapprochement entre l'homme et la femme, le *coït* ou *copulation*, puisse s'opérer.

L'inaptitude au coït est bien plus fréquente chez l'homme

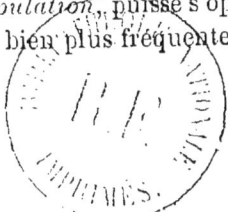

3

et provient, le plus souvent, d'une frigidité naturelle ou causée par l'abus, ou la précocité de la fonction génératrice surmenée. Nous ne nous occuperons pas de la malformation tératologique du pénis atteint d'hypospadias ou d'épispadias ; mais nous avons conservé le souvenir d'un jeune marin vigoureux qui eut la verge traversée par une balle de revolver ; il urinait et éjaculait par un orifice fistuleux situé au tiers antérieur du canal de l'urètre. Évidemment, ceci est un cas purement chirurgical et curable par divers moyens ; mais là, comme dans l'hypospadias balanique, la conception aurait pu être amenée par la seule fécondation artificielle.

La femme, elle, est rarement impuissante au coït. « Peut-être y trouve-t-elle moins de sensations voluptueuses que l'homme ; mais aussi elle n'y dépense ni action nerveuse pour produire l'érection, ni violentes contractions rythmiques au moment où l'excitation sexuelle atteint au délire de la jouissance, ni épanchement de semence. Tandis que l'homme se sent épuisé après l'acte vénérien, la femme n'éprouve rien de semblable. De toutes ces circonstances il résulte que les actions de l'homme, pendant la copulation, atteignent une grande intensité en très peu de temps, ce qu'on ne peut dire de la femme. Aussi cette dernière supporte-t-elle beaucoup mieux que l'homme la répétition du coït, et la phtisie dorsale, si commune chez ce dernier, est fort rare chez elle. » (Mueller, *Physiologie*).

Le rôle de la femme, purement passif dans l'intromission et l'accouplement, ne demande d'elle qu'un peu de docilité et d'obéissance aux conseils de l'homme généralement plus expérimenté. L'écartement des cuisses prépare une ouverture suffisante de la vulve et du vagin pour permettre l'introduction du pénis, auquel la conformation conoïde du gland prépare les voies ; d'autre part, la lubréfaction des organes sexuels de la femme, produite par les préludes du coït, aide à l'effraction des obstacles et à l'accomplissement de la copulation.

Vulve. — L'absence de la vulve, coïncidant le plus souvent avec celle de l'utérus, il serait imprudent de chercher la gué-

rison de cette stérilité dans la création artificielle des parties externes de la génération. Pour un résultat aléatoire, on courrait le risque de rencontrer de graves difficultés, ou même de cruels revers. Il n'en sera plus de même quand, à la suite de lésion externes, de suppurations, de brûlures on se trouvera en face d'adhérences qui uniront les grandes ou petites lèvres; l'ouverture des voies externes, derrière lesquelles se trouveront des organes bien conformés, pourra se faire alors avec toutes chances de succès et sans danger pour l'opérée. L'atrophie ou la longueur du clitoris, pas plus que le développement exagéré des petites lèvres, ne sauraient mettre obstacle à la fécondation ; les femmes hottentotes ne sont point stériles pour être pourvues de l'énorme appendice appelé *tablier* qui représente chez elles les petites lèvres. Un coup de ciseau aurait raison de cette anomalie de peu d'importance.

L'orifice vulvaire est quelquefois rétréci au point de ne pouvoir admettre le pénis, malgré toute la constance et la vigueur que l'homme apporte à ce travail.

Une femme de quarante ans, mariée depuis trois semaines, était vierge encore, quand son mari demanda mon assistance. Ce ne fut qu'en introduisant à grand peine un cône d'éponge préparée, très petit d'abord, puis graduellement plus volumineux, que je parvins, après quinze jours, à vaincre l'obstacle physique, doublé de vaginisme. Les voies ainsi préparées, le mari fit le reste ; une grossesse immédiate s'en suivit.

L'imperforation, ou la trop grande consistance de la membrane hymen, cèderont à une ponction suivie de la dilatation ou de l'excision, suivant l'occurence.

Vagin. — Intermédiaire à la vulve et à l'utérus, canal conducteur de l'organe masculin qu'il abouche avec l'orifice féminin par lequel doit pénétrer le liquide fécondant, le vagin se prête facilement à toutes les variations de volume que présente le pénis.

Mais chez un certain nombre de femmes, la copulation est rendue sinon impossible, du moins difficile et ennuyeuse, par une disposition particulière de l'arcade pubienne. Celleci est abaissée et assez oblique de haut en bas et d'avant en arrière, pour que l'entrée du vagin cesse d'être verticale, quand la femme est couchée horizontalement, les jambes fléchies sur les cuisses et celles-ci relevées sur l'abdomen, c'est-à-dire dans la position que l'on donne généralement à la femme pour l'examiner. L'introduction du pénis devient très difficile dans ces conditions et ne peut se faire qu'après des tâtonnements, en raison de l'obliquité de la vulve en bas et en arrière; et cette difficulté est encore augmentée par le défaut de résistance du matelas qui cède, par l'inexpérience de l'homme et son ignorance de cette particularité dans les premiers temps du mariage. Dans un cas semblable, je conseillai au mari, trop peu patient et facile à décourager, de tourner la difficulté. Prise au revers, la place n'offrit plus de résistance, la femme n'eut plus à souffrir de tentatives inutilement répétées et devint bientôt mère.

Les rétrécissements de la vulve et du vagin, qu'ils soient congénitaux ou proviennent de suppurations ou autres traumatismes antérieurs, cèderont à un traitement par les corps dilatants plus ou moins longtemps prolongé. Un coït fréquent et vigoureux, mais pratiqué sans rudesse ni violence, et facilité par l'emploi d'un corps gras, viendra efficacement en aide à ces moyens.

Un vagin arrêté dans sa période de développement, ou ayant conservé la disposition de double canal qu'il affecte dès les premiers temps de son évolution, peut n'être pas un obstacle à la fécondation. Une intromission même incomplète du pénis dans un des canaux, suffit si cette partie du double canal aboutit à une moitié d'utérus qui n'est pas elle-même atrophiée· Cette disposition se corrigera soit par l'emploi des dilatants, soit par la destruction du cloisonnement par quelques coups de ciseau, et ce procédé sera préférable, en vue d'un accouchement ultérieur.

Quand on n'aura pour but que de rendre à la femme sa facilité de conception, il sera meilleur de ne pas intervenir quand son vagin s'ouvrira dans une cavité voisine, l'urètre, la vessie ou le rectum. Une opération délicate en même temps que dangereuse serait nécessaire pour compléter le trajet vulvo-utérin et si la femme peut supporter son infirmité sans trop d'amertume et de dégoût, il est préférable de laisser les choses en l'état.

Une grossesse obtenue par le rectum communiquant avec le vagin, conformément à l'étrange conseil de Louis, compenserait-elle le danger de l'accouchement par un canal contre nature? et, si on a opéré la restauration du vagin, par une voie factice où la rétraction cicatricielle remplacerait la facilité d'extension des parois normales du vagin?

La longueur ou la brièveté du vagin ne sauraient être de sérieux obstacles à la fécondation. Il est vrai qu'un vagin trop long présentera un champ plus vaste au dépôt et à la déperdition de la semence séminale, de même qu'un vagin trop court empêchera l'intromission ou la rendra douloureuse pour la femme, au point de lui faire redouter plus que rechercher les approches conjugales.

Le pénis rencontrant comme un écran le col de l'utérus, cherche une voie de pénétration au-dessus, au-dessous ou à côté et, procédant par voie de refoulement graduel de la muqueuse vaginale, généralement sur la paroi postérieure, finit par se façonner une poche copulatrice dans laquelle il dépose le sperme, impuissant à lui seul à procréer. Ces cas ne sont pas rares, et ce sont heureusement ceux où l'art peut le plus facilement corriger la nature. Une position particulière prise par la femme, au moment du coït, réussira à mettre en présence, en contact, les organes de transmission et de réception de la liqueur séminale et amener une fécondation. Ce sera au médecin, qui connaîtra les particularités sexuelles de la femme, à indiquer au mari dans quelles positions respectives il doit engager le conflit conjugal et vaincre l'obstacle en le tournant.

Consulté par un jeune ménage de la campagne, dont le mariage remontait à six ans, et invité à examiner la femme, je constatai une conformation parfaite des organes sexuels, sauf une brièveté remarquable du vagin, dont la paroi antérieure n'avait pas plus de trois centimètres. On avait appliqué un pessaire qui fatiguait beaucoup, se déplaçait sans cesse et fut définitivement abandonné. La femme souffrait des approches conjugales et les redoutait autant que l'homme les recherchait. L'un et l'autre souhaitaient ardemment des enfants ; mais ils étaient découragés et désespéraient. Pour tout remède, je conseillai au mari de contenir le plus possible son ardeur, au moment du coït, et de se présenter simplement à la porte, sans essayer de forcer l'entrée au moment de l'éjaculation. Une heureuse grossesse et la naissance d'un enfant mâle récompensèrent la docilité des époux et les payèrent largement de leurs privations. Je n'ai pas eu encore l'occasion de revoir la femme et n'ai pu constater les modifications que l'ascension de l'utérus gravide aura apportées à la longueur des parois vaginales.

Signalons encore la contraction du constricteur du vagin comme empêchement au premier acte de la fécondation, c'est-à-dire à l'accouplement. Suivant Richet, « l'anneau vulvaire est le principal, le véritable obstacle à l'introduction du pénis dans le vagin et non pas seulement, comme on le croit généralement, la membrane hymen. Cette dernière est effectivement très peu résistante en général ; d'ailleurs chez bon nombre de femmes elle n'existe pas ou est réduite à l'état rudimentaire. »

Souvent le resserrement de l'anneau vulvaire augmente encore par le contact, si léger qu'il soit, de la tête du pénis et s'accompagne de douleurs très vives, de spasme, de syncope même ; la belladone, les immersions froides, le chloroforme, en applications locales ou en inhalations, la cocaïne et, mieux que tout, la dilatation forcée viennent à bout de cette complication, sans trop de difficulté.

Obstacles à l'imprégnation. — Ce n'est pas tout que l'accouplement ait pu se produire. Nous venons de passer en revue les causes qui empêchent la fécondation en s'opposant à l'introduction du pénis dans le vagin et nous avons indiqué sommairement les moyens à employer pour triompher de ces obstacles ; mais il faut encore, et par dessus tout, que l'œuf et la semence masculine se rencontrent, que l'imprégnation se fasse pour aboutir à une grossesse.

Nous allons donc examiner, maintenant, à quelles particularités vicieuses d'organisation, ou à quels genres de lésions et de modifications pathologiques des solides ou des liquides, tient l'impossibilité de l'imprégnation, c'est-à-dire l'infécondité.

Utérus. — L'utérus fait très rarement défaut. D'autres fois il existe, mais à l'état fœtal, c'est-à-dire qu'il a subi un arrêt de développement et n'a pas suivi la progression croissante du reste de l'organisme. C'est chez les femmes naines ou crétines que l'on rencontre le plus souvent ces anomalies. Les organes externes de la génération, les grandes et les petites lèvres, le pubis, les seins, participent au même défaut d'évolution. Le col est réduit, dans sa portion vaginale, au volume d'un mince cône, ou d'une petite tumeur arrondie de la grosseur d'une noisette. On peut constater par le toucher rectal ou vaginal, ces particularités de l'utérus embryonnaire ou pubescent. Ce sont tous des cas dans lesquels le médecin ne doit guère chercher à intervenir, pas plus que quand il a à traiter une femme dont l'utérus, paraissant normalement développé, ne présente pas de cavité intérieure. Cette anomalie, fort rare, du reste, se rencontre quelquefois avec un développement raisonnable du vagin, mais plus souvent avec son absence partielle ou totale. Ces conditions tératologiques sont compatibles avec une santé parfaite de la femme, santé qui pourrait être altérée par des tentatives irréfléchies ou téméraires. A supposer, d'ailleurs, qu'on parvint à féconder des femmes ainsi constituées, à quels produits donneraient-elles le jour et au prix de quels dangers; dans le seul intérêt de la race, il faudrait s'abstenir.

L'organe gestateur, comme celui de la germination, l'ovaire, peuvent être atteints d'une affection signalée par Simpson, Courty, Puech : l'atrophie acquise qui devient, chez la femme, une cause de stérilité. Le travail d'évolution rétrograde, qui suit les couches, se poursuit indéfiniment, à l'inverse du travail qui s'est fait à l'époque de la puberté pour donner aux organes leur complet développement.

Ce travail d'évolution atrophique peut porter sur la totalité de l'utérus ou sur une de ses parties seulement, corps ou col. En pareille occurrence, une intervention médicale peut être tentée avec succès, si elle est poursuivie avec persévérance.

Il faudra instituer, en même temps, un traitement reconstituant aussi complet que possible et un traitement local. Pour le premier, on s'adressera au régime, aux toniques, à l'hydrothérapie, douce ou saline, en même temps qu'on satisfera aux indications du second par l'électrisation locale, par l'application des pessaires galvaniques de Simpson et par l'introduction méthodique de l'éponge préparée ou de tiges de laminaria. Ces mêmes moyens seront employés avec beaucoup de chances de réussite quand on se trouvera en présence d'une imperforation simple ou compliquée du col de l'utérus, ou de diaphragmes vaginaux interposés dans le voisinage du col. Dans ces derniers cas, il faudra quelquefois avoir recours à la résection des membranes adventices, ou à un petit débridement du col par une double incision. A ces pratiques, on devra toujours joindre l'emploi de la dilatation, qui est le moyen le plus sûr d'arriver à une guérison. Toutes ces tentatives seront faites avec précaution et ménagement et, autant que possible, à une époque voisine de l'accouchement, cause de ces divers désordres.

On procèdera de la même manière pour des cas de rétrécissement considérable des orifices, interne ou externe, de l'utérus, et pour une déformation particulière du canal cervico-utérin : la torsion du col sur le corps. En effet, dans cette torsion suivant l'axe, le canal se trouve plein, bien que virtuellement creux. On peut se rendre un compte exact de cette disposition en examinant une bourse à tabac en caoutchouc, que l'on ferme par la simple torsion de sa partie rétrécie. Cette bourse déroulée et aplatie donnera la représentation fidèle de ce qu'est l'utérus normal ; en l'abandonnant ensuite à elle-même, elle montrera le mécanisme du plissement oblique et de la torsion. Par le fait de cette disposition, le canal cervico-utérin est devenu imperméable, impropre, par conséquent, à transmettre à l'utérus la liqueur fécondante.

Bien que le travail ovarique se fasse, bien que le vagin soit

normal et qu'il y ait toute facilité dans les rapports sexuels, il y aura néanmoins impossibilité absolue de la fécondation, tant qu'on n'aura pas redressé le canal cervico-utérin par le cathétérisme et les dilatants, introduits avec toute la légèreté de main possible et appliqués avec persévérance.

Les mêmes observations et les mêmes indications s'adresseront aux diverses déviations utérines, versions ou flexions, quand elles ne seront pas compliquées par des adhérences. Dans ces différents déplacements, il y aurait non-seulement le redressement du canal à obtenir, mais il y aurait encore lieu de poursuivre la guérison des complications qui maintiennent ces déviations, inflammations péri-utérines ou de la matrice, ou des trompes, etc., etc., et tenir compte des changements de consistance, ramollissement ou induration, amenés dans les parois des organes par l'ancienneté de l'inflammation ou de la congestion. Même dans les déviations non compliquées d'adhérences pathologiques, il sera nécessaire de diriger contre ces divers états un traitement résolutif par les topiques, les divers modes de l'hydrothérapie, les alcalins, les reconstituants, tout en employant en même temps, s'il y a lieu, les corps dilatants avec la prudence et les ménagements mentionnés. Dans ces conditions, on peut espérer de rendre à l'organe gestateur une nouvelle vie fonctionnelle et, par suite, une nouvelle aptitude à la conception. Le médecin, qui se trouve en présence de ces différentes déviations de la matrice, doit prendre en sérieuse considération les adhérences qui rendent l'organe immobile et plus difficile à redresser.

L'utérus sera plus susceptible de fécondation dans la version antérieure que dans la postérieure, par la raison que le col, tourné en arrière vers le promontoire, se trouvera en contact avec une partie du liquide séminal, déposé généralement à la partie postérieure du cul de sac vaginal, que dans la version postérieure, où le col regarde le pubis et ne pourra baigner dans le fluide spermatique ; tout cela à conditions égales d'ouverture suffisante du méat et du canal cervico-utérin. L'imprégnation pourra d'autant mieux se faire que l'homme, au moment de l'éjaculation, émettra le

sperme par jets diversement dirigés et que la femme, de son
côté, au lieu de rester inerte et passive, secondera son mari
par des mouvements plus étendus du bassin. De cette façon,
le défaut de rapports entre le pénis et l'orifice utérin sera
corrigé, jusqu'à un certain point, et l'ouverture de l'organe
gestateur pourra, en parcourant un champ plus élargi, dans
les mouvements rotatoires du siége, rencontrer et aspirer
quelques gouttes du liquide fécondant. Il en faut si peu !

Le résultat d'une grossesse pourra donc être quelquefois
obtenu, dans le cas de déviation simple, sans adhérences de
la matrice, par les manœuvres indiquées ci-dessus ; et il le
sera plus sûrement encore si, concurremment avec elles, on
a recours à la position donnée à la femme, à des pressions
exercées sur certains points de l'abdomen, à des ceintures
abdominales ou hypogastriques, enfin à des pessaires annulaires, moyens qui pourront, sans gêner le coït, rendre
à l'utérus une situation provisoirement normale. On
conçoit que, dans le cas de version postérieure, le seul
changement de position de la femme, au moment de la
copulation, amènera, pour un instant, le rapport de rectitude
entre le méat urinaire et le méat utérin, entre l'ouverture qui émet la semence ei celle qui doit la recueillir. Pour
cette déviation particulière, la femme, au lieu d'être couchée
sur le dos, sera mise en pronation, ou'mieux, s'appuiera sur
les coudes et les genoux, de manière à imprimer à la matrice
un mouvement de bascule de haut en bas, qui mettra encore
en présence le gland et le museau de tanche. Par une position
inverse, la femme couchée sur le dos, avec quelques coussins
sous le siége, on arrivera à corriger la version de l'utérus en avant, pendant un instant qui sera suffisant
pour la conception. Ainsi de suite, on variera les positions
de la femme suivant les indications : sur un des côtés,
ou faisant d'elle l'incube sur un lit, un fauteuil, une chaise.
Cette dernière disposition sera avantageusement utilisée dans
le cas d'une longueur du vagin, disproportionnée et coïncidant avec une brièveté de l'organe copulateur de l'homme,
peu favorisé de ce côté. Mais tous les artifices qui peuvent

être avantageux à l'imprégnation, en favorisant une copulation rendue normale, n'ont d'effet que pendant le coït et c'est par d'autres moyens, l'introduction de pessaires annulaires qui, légers et peu volumineux, peuvent rester en place sans gêner le coït, et l'usage de ceintures abdominales, qu'on pourra rendre définitive une bonne situation de l'utérus.

Le mari peut encore s'exercer à redresser une situation vicieuse de l'organe en exerçant, d'une main, une large pression sur l'abdomen de la femme pendant que l'index de l'autre main maintiendra le col de l'utérus. Le cathétérisme utérin amènera aussi une réduction passagère de la déviation, mais on conçoit que le coït doit être pratiqué sur le moment même, la femme restant immobile, avant que le redressement, obtenu pour un instant, ait disparu..

Quand des adhérences peu étendues et relativement récentes retiendront la matrice dans la situation vicieuse qui s'oppose à la rencontre de l'œuf et de la semence, on pourra utiliser les mêmes moyens que nous venons d'indiquer; mais on obtiendrait de meilleurs résultats et plus durables de la *fécondation artificielle*, que nous ne faisons qu'indiquer ici et dont nous aurons bientôt à parler plus longuement. Nous ne nous étendrons pas sur la stérilité causée par l'abaissement de l'utérus, cas très fréquent, mais se corrigeant tout seul par le décubitus dorsal, aidé, s'il y a lieu, par l'application des pessaires.

Les hernies de l'ovaire et de l'utérus ne sont pas des causes radicales de stérilité; mais le médecin ne devra pas encourager des essais de fécondation, qui pourraient être désastreux, à la suite de grossesses extra-utérines ; mieux vaut pour la femme se résigner à la privation de toute postérité.

L'hypertrophie partielle du col, sus ou sous vaginales, ou sa cônicité n'amènent que secondairement le défaut de fécondation parce qu'elles sont éminemment favorables à une fausse route du pénis. Celui-ci, en effet, rencontrant un col utérin hypertrophié, allongé, passe généralement au dessous, s'enfonce dans le cul de sac du vagin et va former une poche copulatrice, où se fait l'éjaculation, et qui devient le réceptacle ordinaire du liquide spermatique. Si l'hypertrophie n'occupe qu'une des lèvres du museau de tanche, l'orifice utérin se trouve par cela même déplacé et porté en dehors de la ligne de rencontre avec l'organe viril. Pour remédier à ces diverses lésions passées en revue dans l'admirable ouvrage du professeur Courty, il sera nécessaire de pratiquer des résections, des excisions, plus ou moins importantes, minutieusement indiquées par le savant gynécologue; le tout aidé par un traitement résolutif approprié. Il en sera de même pour la gêne, sinon l'impossibilité que d'autres lésions, fongosités, granulations, inflammations. congestions anciennes, rigidité du col, opposent à la régularité de la fonction génératrice.

Eh bien! toutes ces opérations chirurgicales, sans être d'une grande difficulté, ne sont pas à la portée de tous les praticiens, qui n'en ont pas une habitude suffisante et qui ne sont pas munis des instruments convenables, bien qu'un arsenal chirurgical ne soit pas d'une absolue nécessité pour les pratiques.

D'autre part, malgré le violent désir qu'auront les femmes d'avoir des enfants, elles ne se soumettront pas de gaîté de cœur à des opérations sanglantes pour le satisfaire.

Une pratique très simple, sans danger aucun, relativement facile, pourra être employée à leur place et conduire au résultat cherché : je veux parler de la fécondation artificielle.

FÉCONDATION ARTIFICIELLE

C'est, disons-nous, une opération de petite chirurgie, très simple, à la portée, par conséquent, de l'habileté de main la plus rudimentaire, ne nécessitant pas d'instrument spécial, pouvant être pratiquée par le médecin de la famille ; devant, par cela même être facilement acceptée par les époux que n'effraieront ni le nom d'injection. ni les exigences de temps et d'argent nécessaires pour demander les soins d'un chirurgien éminent ou éloigné.

Il est très regrettabble que le professeur de Montpellier ait aussi sobrement parlé de cette petite opération, dont il donne le manuel suivant : « On revêtira le membre viril d'un condom, en ayant soin de ne pas appliquer complètement le cœcum sur le gland. Le coït étant terminé, le produit de l'éjaculation restera dans ce cœcum ; par un coup de ciseau donné à la baudruche, on l'en fera sortir et on le recueillera dans une petite seringue de verre préalablement chauffée (en la tenant plongée dans l'eau à 40°) et munie d'une sonde utérine métallique ou élastique, à l'aide de laquelle il sera facile de la faire pénétrer dans la cavité utérine avec les plus grands ménagements ; on prescrira à la femme le repos complet pendant une journée. »

Nous indiquerons, un peu plus loin, un autre procédé de fécondation artificielle. On ne pratiquera pas d'emblée cette opération et, avant d'arriver à l'exécuter, devra-t-on essayer d'atteindre le résultat cherché par les moyens et les artifices de positions variées que nous avons précédemment indiqués. Le redressement d'une flexion tenté par la sonde utérine, par les redresseurs, n'aura-t-il pas été obtenu, les traitements antidiathésiques et résolutifs, s'adressant à des engorgements anciens ou nouveaux, auront-ils échoué, on aura recours à la fécondation artificielle. Les grossesses obtenues par ce procédé, peuvent, à leur tour, amener la résolution des états pathologiques qui causaient eux-mêmes la stérilité. On conçoit, en effet, que le mouvement d'ascension de la matrice, à mesure que celle-ci prend le développement que comporte la gestation, redresse les courbes anomales et rectifie les positions défectueuses qui s'opposaient à la libre pénétration du sperme dans le canal cervico-utérin. Plus tard, après l'accouchement, on peut, de temporaires qu'elles étaient, rendre ces guérisons permanentes au moyen d'appareils contentifs appropriés. De même, le travail physiologique, qui s'opère dans les tissus de la matrice pendant la gestation, peut, mieux que des traitements longs, mais indirects, amener la résolution de congestions ou d'engorgements anciens. Ainsi, par cette pratique toute simple, le rétablissement artificiel, dans l'utérus, de la fonction génératrice sera suivi, plus tard, du fonctionnement normal et naturel de l'organe ; *une fécondation artificielle pourra amener des fécondations naturelles.*

Au premier abord, on peut éprouver une certaine répugnance le médecin à proposer, la femme à subir cette petite opération se présentant ainsi dans des conditions qui sont tout en dehors des lois de la nature. Une femme malade n'hésite pas à passer par un examen désagréable, s'il s'agit de faire constater ou guérir une lésion des organes génitaux. Une femme stérile sera disposée à bien des sacrifices pour devenir mère ; satisfaction sera ainsi donnée à son immense besoin de maternité et à son légitime amour-propre de femme, atteint tant qu'elle n'est pas l'égale des autres pour la plus importante des fonctions attribuées à son sexe. Mais il pourra se faire que sa pudeur prenne ombrage à la pensée qu'elle va se soumettre à une pratique qui réalise sa plus chère ambition, il est vrai, mais qui nécessitera, en somme, l'intervention d'un étranger dans l'acte le plus intime de la vie conjugale. Cette répugnance se conçoit donc de la part de la femme ; le mari peut lui-même la partager et ne prêter que de mauvaise grâce son indispensable concours. Pour parer autant que possible à ces inconvénients, il faudrait réduire le plus possible le rôle du médecin ; c'est le but de la modification que je propose.

D'après le professeur Courty, *le modus faciendi* qu'il recommande serait le « meilleur moyen pour conserver au sperme sa vitalité et aux spermatozoïdes leurs mouvements propres et en même temps que sauvegarder les lois de la pudeur et toutes les convenances. »

Le procédé Pajot, offrant les mêmes avantages, serait encore plus simple. Voici comment procède le célèbre accoucheur : Le coït ayant été opéré, il aspire avec sa seringue au fond du cul-de-sac vaginal, le liquide spermatique et l'injecte tout doucement dans la cavité utérine. Il supprime le condom.

Autre procédé de la fécondation artificielle. — La modification suivante serait sans doute bien accueillie par les femmes :

Le médecin choisit une sonde utérine en caoutchouc assez grosse pour être quelque peu serrée par le canal cervical, assez peu résistante pour n'être pas rigide : il en fixe solidement une extrémité à un condon sans cul-de-sac, qui l'étreint; à l'ouverture libre du condom sont attachés deux rubans destinés à le fixer à deux anneaux élastiques passés autour de la racine de chaque cuisse. Tout étant disposé, la femme couchée sur le dos et placée comme pour le cathétérisme, le médecin fait pénétrer doucement la canule armée de sa baudruche dans le canal cervical, qui doit légèrement l'étreindre; après quoi il arrête les deux rubans, sans tension, aux anneaux élastiques qui embrassent les deux cuisses de la femme. La baudruche présentant une ouverture, assez lâche pour admettre sans peine le pénis, est maintenue béante en dehors des voies génitales de la femme. Le coït étant accompli avec précaution, sans autre mouvement que celui qui est nécessaire à l'intromission, l'éjaculation étant faite dans la baudruche, il n'y a plus qu'à chasser doucement le sperme en exerçant une pression tout le long du tube au moyen du médius et de l'index repliés. Ce dernier temps sera plus délicatement accompli par une tige solide dont l'extrémité inférieure sera coudée et terminée par une ouverture circulaire d'un centimètre de diamètre. Aussitôt après le coït, les rubans fixés au condom seront engagés dans cette ouverture. On saisira ces derniers aussitôt qu'engagés, avec la main gauche, et la droite, en faisant courir la tige le long de la baudruche, refoulera lentement le liquide séminal, à travers la sonde utérine, jusque dans la cavité de l'utérus. Ce procédé offrirait les mêmes avantages pour conserver au sperme et aux zoospermes leur température, leur vitalité, et leurs mouvements, et épargnerait à la femme, en la dispensant de l'intervention du médecin dans le dernier

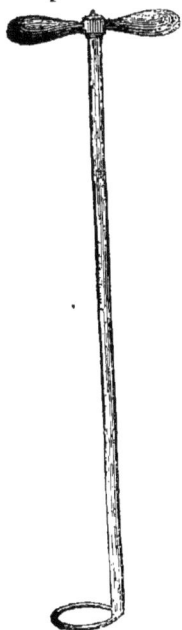

temps de l'opération, du désagrément de s'exposer de nouveau à sa vue, dans le moment le plus pénible; le mari serait chargé de tout terminer. En atténuant, par ce procédé, les ennuis ou le dégoût attachés à cette pratique et tout ce qui peut blesser, chez la femme, l'instinct de la pudeur, qui est son attribut, on la lui ferait plus facilement accepter.

D'autre part, de sérieuses raisons tirées de l'intérêt de la société, de la famille, de l'individu, demandent que l'on passe outre à ces considérations d'ordre purement sentimental, bien que très puissantes et très légitimes.

L'intérêt de la société est que la population augmente chez nous. L'intérêt de la famille est d'avoir des enfants, autant pour la satisfaction de besoins moraux que pour des besoins matériels de diverses sortes. L'intérêt, enfin, de l'individu, de la femme, est d'accomplir régulièrement une fonction qui lui est spécialement dévolue et qui, en assurant le libre fonctionnement de ses organes génitaux, lui confère plus de chances de conservation de sa santé.

Le plus souvent, d'ailleurs, les époux éprouvent un grand désir d'avoir des enfants, désir instinctif, inné, ou basé sur des raisons moins élevées, mais admisibles encore. Ils veulent des enfants, pas beaucoup généralement, mais ils en veulent. L'enfant est l'âme de la maison, le trait d'union, dans la famille, bien plus fort que l'amour qui passe, en changeant de nom et de nature; bien plus fort que le désir physique et instinctif de rapprochement sexuel à satisfaire ; l'enfant est le vrai lien qui unit l'homme à la femme, bien plus puissant au point de vue moral, que la sanction civile ou la consécration religieuse.

Bien de ces unions passagères, pratiquées à l'amiable, sans intervention aucune de l'autorité administrative, se convertissent en unions permanentes et sérieuses quand une grossesse et la naissance d'un enfant sont venues confirmer et sceller à nouveaux le pacte provisoire. Bien de fois, l'absence d'enfants, inutilement désirés par la femme et par le mari, a été la cause, dans le ménage, de changements d'humeur et de caractère, de discussions aiguës entre les époux, s'enveni-

mant au point d'amener, dans toutes les classes, des querelles
d'abord, puis une rupture définitive. Bien des séparations et
des divorces seraient évités par une union féconde. Un huitième des associations conjugales, avons nous dit, sont impro-
ductives ; voilà donc un ménage sur huit voué aux ennuis,
aux mécomptes de la vie commune stérile, la double chaîne
des anciens forçats !

. Le rôle du médecin est de diminuer cette proportion dans
la limite du possible, et il le peut, d'abord en éclairant les
. familles sur la possibilité de fécondations inespérées, ensuite
en utilisant les moyens que nous avons passés en revue, à la
grande satisfaction et pour le plus grand avantage des époux,
de la famille, de la société. Parmi ces moyens, la fécondation
artificielle tient le premier rang. Des médecins d'une incon-
testable compétence, les gynécologues les plus éminents, les
professeurs Courty et Pajot ont conseillé et employé cette
pratique avec succès. A notre avis, il en ont parlé avec trop
de réserve, bien qu'elle puisse rendre d'immenses services,
tout en n'offrant ni danger, ni difficulté ; et c'est pour cela que
nous insistons pour qu'on en étende l'application au plus
grand nombre de cas de stérilité. Il faut reconnaître que c'est
là une question d'une extrême délicatesse, dans laquelle le
médecin, confident des peines et des désirs de la famille,
. doit apporter la plus grande prudence et les plus scrupuleux
ménagements. Il aura d'abord à examiner très attentivement
la femme, à l'interroger avec tout le soin et tout le tact
possibles, tenir grand compte des amnénestiques, passer en
revue les diverses causes qui peuvent, chez elle, produire la
stérilité, distinguer celles qui sont curables de celles qui ne
constituent qu'une impuissance passagère et qu'un traitement approprié peut faire disparaître, faire espérer avec dis-
crétion une guérison possible et ne pas leurrer la famille
d'un espoir illusoire qu'il ne partagerait pas. L'opération
étant indiquée et décidée, le médecin doit choisir le moment
opportun : il n'y en a pas d'autre que celui où viennent de
finir les phénomènes de la menstruation ; il vaudrait mieux
empiéter en deçà qu'en delà. La condition du succès réside

dans l'observation stricte absolue de cette opportunité et de
cette autre précaution à savoir : le maintien du liquide
spermatique à sa température normale ; nous avons indiqué
le moyen de remplir cette condition. On comprend, sans
peine, qu'une perte de temps ou un refroidissement du
sperme compromettrait tout en déterminant la mort des
animalcules spermatiques.

En suivant notre procédé, pareil inconvénient n'est pas à
craindre. En somme, l'opération se réduit à une simple injection pratiquée lentement et avec douceur. Le repos absolu
doit être gardé par la femme pendant vingt quatre heures et
on prendra la précaution, pour que ce repos ne soit pas trou-
blé, de vider préalablement le gros instestin et de l'immobi-
liser, s'il le faut, par quelques gouttes de laudanum.

En raison de sa simplicité, de sa facilité d'exécution, de sa
complète innocuité, la pratique de la fécondation artificielle
se recommande donc d'elle même. Non seulement elle peut
être suivie des plus heureux résultats en donnant satisfaction
aux légitimes désirs des époux, mais encore en amenant souvent la guérison de certains états congestifs ou de certaines
déviations de la matrice ; nous ne saurions le recommander
avec assez d'instance.

Leucorrhée. — La leucorrhée peut être cause de stérilité,
soit en empêchant le liquide spermatique de poursuivre sa
route, perdu qu'il est dans une trop grande quantité de
sécrétion, soit en altérant ses qualités par l'acidité trop pro-
noncée du mucus utérin. En attaquant directement cette
complication par les traitements appropriés locaux, généraux
et surtout diathésiques, on rendra à l'utérus son intégrité de
fonctionnement, qu'elle seule arrêtait.

Je ne parlerai, que pour les mentionner, des maladies des
trompes, bien souvent inaccessibles à nos moyens d'investi-
gation et de traitement. Les inflammations des parties voisines et de l'organe lui-même peuvent produire des obstruc-
tions, des déformations, des adhérences, des raccourcissements
de l'oviducte, qui sont autant d'obstacle à la transmission du
sperme, à la migration de l'œuf, par conséquent à la fécondation.

Il en est de même des diverses tumeurs pelviennes, hématocèles, kystes ovariques, qui conduisent au même résultat en effaçant le calibre du tube ovarien par la compression qu'elles exercent sur lui.

Un certain nombre de ces complications pourront également être modifiées avantageusement par un traitement résolutif bien dirigé, et surtout par une médication qui s'attaquera directement aux diathèses manifestées. Ces traitements ont déjà été indiqués plus haut.

ABSENCE OU ARRÊT DE L'OVULATION.

Pour être fécondée, la femme doit pondre avec plus ou moins de régularité. S'il n'y a pas ponte, c'est-à-dire production et émission des œufs, il y aura stérilité absolue, que l'absence de fonction tienne à l'absence des ovaires, ce qui est très rare, ou qu'elle soit due à leur atrophie, à l'état rudimentaire dans lequel ils sont restés, ou à leur dégénérescence kystique, fibreuse ou tuberculeuse. Passons outre ; il n'y a pas lieu d'intervenir. Ce sera le contraire quand, l'ovaire ne fonctionnant pas, il y aura concomitance d'un état général qui pourra être considéré comme ayant donné lieu à cet arrêt dans la fonction : tels, un affaiblissement considérable, la chlorose, l'amaigrissement ou l'obésité exagérés de la femme ; quelquefois le transport et la fixation sur l'ovaire d'une manifestation diathésique déterminée Le médecin pourra diriger utilement contre ces divers états les ressources que l'hygiène et la thérapeutique lui fourniront. Quant à l'influence que l'abus de l'opium et de l'alcool peuvent exercer sur l'ovulation, elle a été indiquée, mais n'a pas été suffisamment prouvée.

L'action des saisons, du retour du printemps sur une activité plus grande imprimée à la fonction est bien moins contestable. Comme la sève nouvelle, une surabondance de vie, en ce moment semble circuler dans l'homme et les autres

animaux. Le plus grand nombre des fécondations, dans nos cli-
mats, datent de cette époque de l'année. Des lectures érotiques,
des manœuvres libidineuses, les approches du mâle sont autant
d'excitations du sens génésique qui hâtent ou déterminent le
travail ovulaire et l'expulsion du germe féminin.

Menstruation, — Une femme, chez laquelle l'ovulation ne
se fait pas, n'a pas de règles. *Sans règles, pas de fécondation
possible.* C'est là la règle générale, à laquelle cependant on a
trouvé des exceptions rares, mais éclatantes. On a vu des
femmes ayant des grossesses et des grossesses multipliées sans
qu'elles eussent été jamais réglées. Rendelet cite une femme
qui en eut douze ; Flechner, six et Joubert dix-huit. Malgré
ces exemples si exceptionnels, l'infécondité est le partage de la
femme non réglée. S'il n'y a qu'irrégularité dans la fonction,
la stérilité peut n'être que passagère, comme quand elle provient de congestions, de déviations ou autres états pathologiques locaux que nous avons déjà signalés, ou qu'elle tient à un
état général, diathésique on non, sur lequel on ne peut également exercer une action efficace.

Chez telle femme, la conception est contrariée ou empêchée
par une dysménorrhée ; chez telle autre, par une disposition
opposée, la métrorrhagie. L'une n'émet l'œuf qu'avec la
plus grande peine ; chez l'autre, la quantité de liquide qui
s'épanche, à toute occasion, peut non seulement entraîner
l'ovule avant sa rencontre avec le sperme, mais elle peut
encore le détacher, une fois fécondé, et l'emporter au dehors ;
de sorte que, si elle n'est pas une cause de stérilité par le fait,
elle amène une série d'avortements qui en est l'équivalent,
l'incapacité de reproduction. Le médecin aura encore dans ces
cas l'occasion d'exercer sa sagacité dans la recherche de la
vrai cause productrice de la stérilité et dans l'emploi des
moyens, indiqués plus haut, qui la supprimeront.

ÉRÉTHISME OU FRIGIDITÉ.

Bien que la femme soit parfaitement organisée pour la
reproduction, bien que les organes générateurs présentent, du

côté de l'homme aussi bien que du côté de la femme, toutes les conditions voulues pour un fonctionnement normal, cependant l'union reste stérile. C'est en dehors de toute organisation physique, c'est dans le défaut d'équilibre de l'action nerveuse qui intervient dans l'acte de la copulation qu'il faut rechercher la raison d'être de cette inaptitude à l'imprégnation. C'est par l'examen de cette action nerveuse, en défaut ou en excès, que nous terminerons notre étude.

L'accomplissement du coït, premier temps de l'acte de la génération, est accompagné généralement d'un état d'éréthisme, d'exaltation de tout l'organisme, de concentration de toutes les forces vitales, dont nous avons en partie la conscience, mais que nous ne percevons cependant pas en totalité. A un certain moment, un ébranlement général se produit; de tous les points extrêmes, de la tête aux pieds, de la périphérie au centre, des courants nerveux parcourent le plus profond de notre être et ont pour aboutissant de leur résultante le point de l'organisme où va s'accomplir l'acte de la fécondation.

A cet état d'exaltation suraiguë, dont nous avons la parfaite conscience, puisqu'il se traduit et se termine par la sensation d'une exquise volupté, se joint aussi, chez la femme, l'éréthisme silencieux des organes internes, l'utérus et les ovaires. Cette participation n'est pas perçue par elle, mais elle existe. Elle est, sinon certainement, du moins probablement, nécessaire, dans le plus grand nombre des cas, pour l'aspiration du sperme par l'orifice utérin. L'excès de passion ou de froideur peut contrarier l'orgasme nécessaire à l'ouverture du méat, à la dilatation et à l'écartement des parois utérines, au moment de l'arrivée du liquide spermatique. L'excès d'éréthisme peut porter cet organe jusqu'au spasme, ou resserrement tétanique des cavités, comme l'absence d'excitation doit laisser l'organe de réception inerte, indifférent et ne se prêtant nullement à une action d'aspiration par le méat utérin.

Est-ce à dire que la femme ne puisse concevoir sans qu'elle éprouve les sensations voluptueuses qui accompagnent la copulation ? Ce serait exagérer, et bien des faits viendraient infirmer cette assertion.

Des femmes endormies, violées, ou ivres ont été fécondées après un coït involontaire. Mais encore, comment constater qu'elles n'ont, dans ces conditions même, aucunement participé aux jouissances de l'homme ?

Le fait de Sims, faisant féconder une femme atteinte de vaginisme, pendant le sommeil anesthésique du chloroforme, est bien plus probant. Il est généralement accepté que bien souvent la femme peut concevoir, pour une raison ou pour l'autre, physique ou morale, sans éprouver aucune sensation de plaisir ; mais il faut pourtant admettre que, quand elle éprouve dans l'acte conjugal cette sensation qui est, dans la nature, le plus grand mobile de la reproduction et le but le plus souvent recherché dans l'acte de la copulation, la fécondation est singulièrement facilitée.

Grâce à cet état d'exaltation, d'érection, les parties peuvent se mouler les unes sur les autres, comme le vagin sur le pénis ou s'entr'ouvrir, comme l'orifice utérin, pour aspirer le fluide fécondant.

Cette sensation de volupté, provoquant l'orgasme et l'érection de l'utérus et de ses annexes, intervient d'une façon presque évidente, comme cause déterminante de fécondation, chez les femmes qui ne deviennent pas grosses dans les premiers temps du mariage. En effet, chez les femmes, le coït est à cette époque plutôt une occasion de souffrance que de plaisir, et c'est plus tard, alors que la vulve et le vagin, cessent d'être douloureux, et, grâce à leur élasticité et à la multiplicité des approches, se moulent sans difficulté sur l'organe viril, c'est alors, dis-je, que ces femmes commencent leurs grossesses.

D'autre part, il est des femmes qui reçoivent froidement les approches du mari, tant qu'un contact favorable des parties érectiles de la femme ne s'est pas fait avec le pénis. Et c'est quelquefois grâce à des changements de position, pendant le coït, la femme couchée sur un des côtés, ou appuyée sur les genoux et les coudes, ou incube, sur un lit ou une chaise que cette rencontre des parties érectiles des époux fait naître et développer la sensation voluptueuse, point de départ d'une fécondation retardée jusqu'à ce moment. Il appartient au médecin, qui a reçu la confidence des secrets les plus intimes, de régler l'excitation nerveuse qui doit intervenir dans les rapports conjugaux, de combattre l'excès de froideur ou de réprimer les écarts d'une ardeur immodérée. Cette dernière, en effet, peut aussi bien que trop de calme, troubler l'acte de la fécondation, par la turbulence ou la violence des mouvements pendant le coït. L'absence des désirs vénériens est quelquefois provoquée par des altérations matérielles, telles que congestion, ulcérations, etc., qui, par la douleur qu'elles causent, font redouter à la femme les caresses conjugales plus qu'elles ne les lui laissent désirer. C'est alors contre ces lésions qu'il faut diriger un traitement approprié s'adressant en même temps à la localisation du mal et à la diathèse qui l'a fait naître et l'entretient.

D'autres fois, ce sera une pratique immodérée du coït qui causera et entretiendra un état habituel de congestion de l'utérus et de ses annexes, faisant obstacle à la fécondation. Ici le mal sera facile à réparer, la guérison dépendra plutôt des époux que du médecin : il suffira de les décider à une séparation temporaire.

Si on se contente de leur recommander la continence pendant un temps, c'est peine perdue. A supposer qu'ils obéissent à la lettre, ils ne se conformeront pas à l'esprit du conseil ; s'ils s'abstiennent de parfaire l'acte conjugal, le plus souvent ils se permettront des préludes prolongés, plus nuisibles que le coït lui-même ; il faudra donc les séparer.

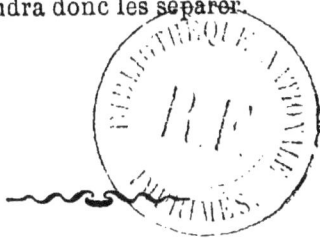

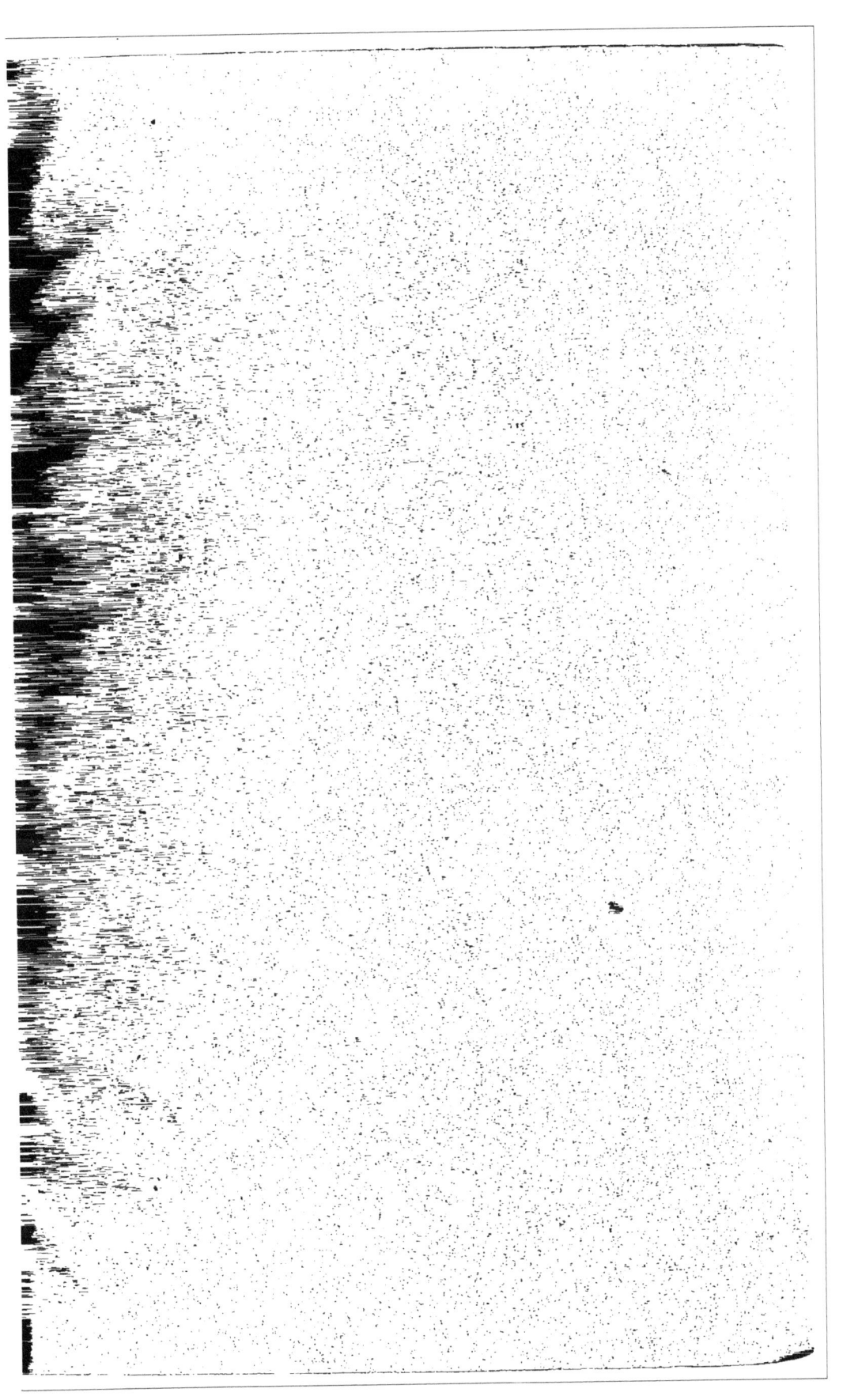

www.ingramcontent.com/pod-product-compliance
Lightning Source LLC
Chambersburg PA
CBHW071341200326
41520CB00013B/3066